ujac

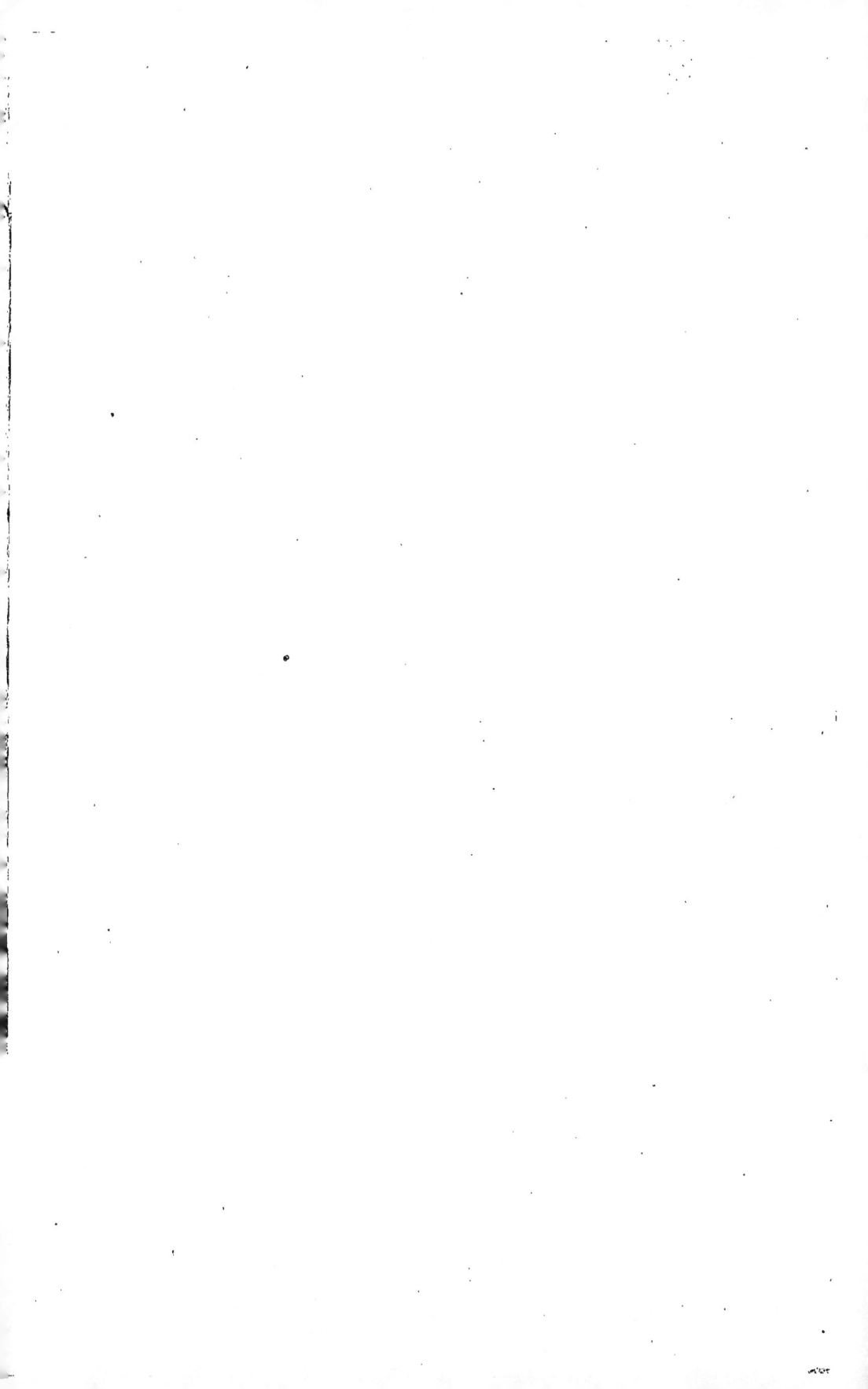

UN MOT

SUR LE DERNIER MOT

DE M. BERNADET,

ET SUR LE *SULFATE DE QUININE*
DES QUINQUINAS ÉPUISÉS;

PAR XAVIER DUJAC, PHARMACIEN,

Ancien Pharmacien chargé du service de l'Hôpital militaire
temporaire de Saint-Jean-de-Luz, ex-Pharmacien chargé
du service de l'Hôpital militaire temporaire de Lahonce,
ex-Pharmacien chargé du service du cordon sanitaire établi
à Jacca et Acous en 1812, ex-Préparateur de chimie de
la Faculté des sciences de Montpellier.

Frappe !..... mais écoute.
(*Trait historique*).

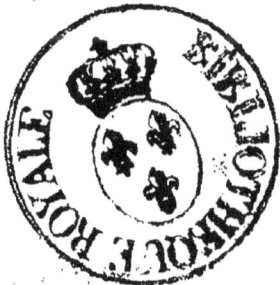

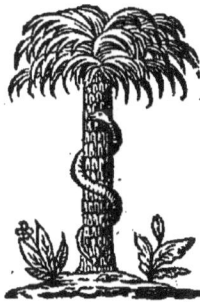

TOULOUSE,

DE L'IMPRIMERIE DE BELLEGARRIGUE, LIBRAIRE,
RUE DES FILATIERS, N.º 31.

1825.

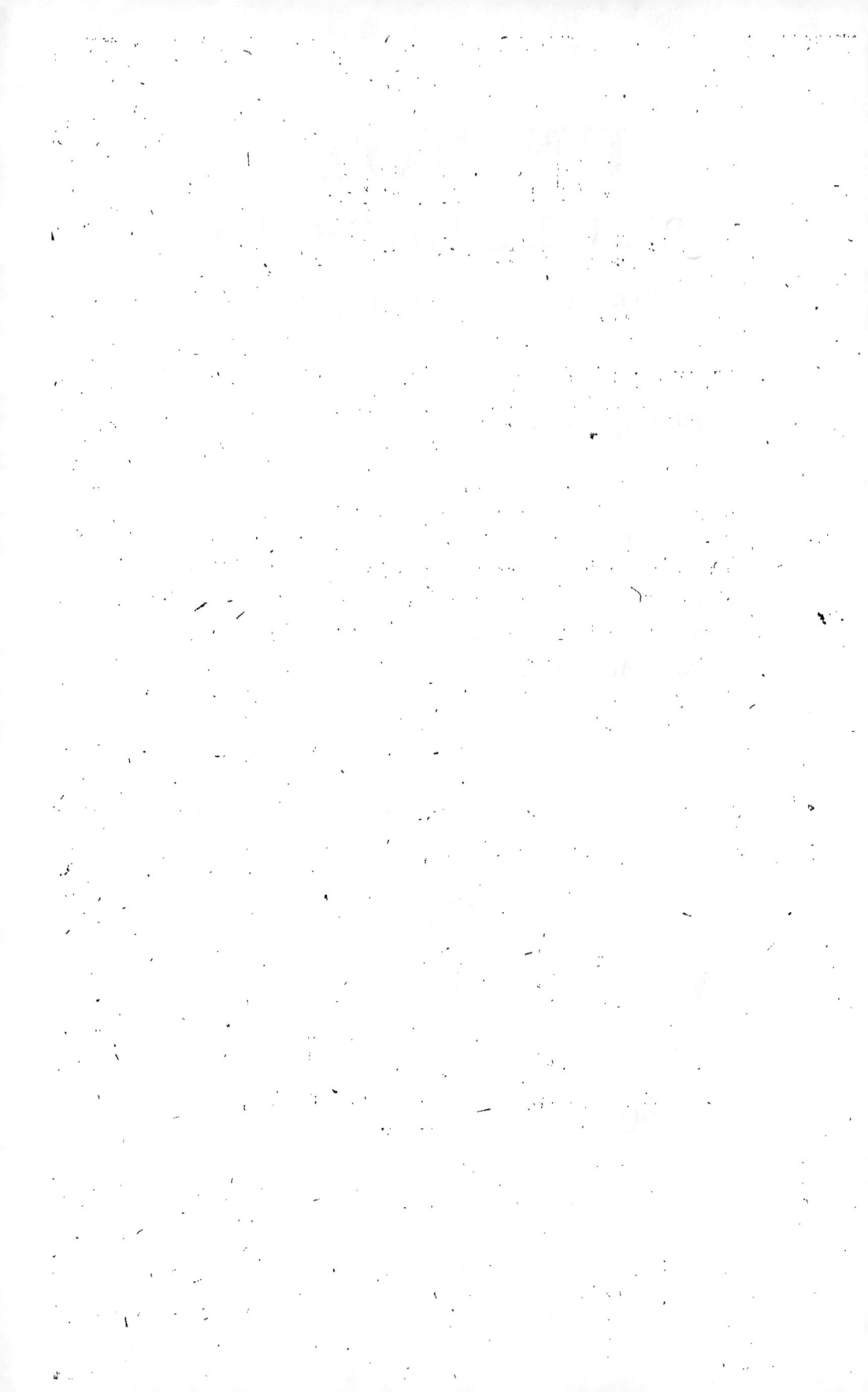

UN MOT
SUR LE DERNIER MOT
De M. *BERNADET,*

ET SUR LE *SULFATE DE QUININE* DES
QUINQUINAS ÉPUISÉS.

––––◦◦◦◦◦◦––––

Si tous les hommes étaient doués de la même faculté de
voir et de sentir, les sciences seraient monotones ; elles
seraient dégagées du charme irrésistible qui nous porte à
égaler nos semblables, en cherchant à connaître le peu de
vérités que la nature a voulu nous dévoiler : sous ce rapport,
la nature, toujours constante dans sa manière d'agir, mais
toujours variée dans ses productions, nous présente les objets
sous tant de points de vue différens, qu'il serait impossible,
quelle que soit, d'ailleurs, l'immensité du savoir de celui qui
se livre à leur étude, d'en apprécier tous les résultats. Le
génie est un privilége que la nature n'accorde qu'à ses favoris :
vainement ceux qui ne sont pas doués de ses faveurs vien-
draient s'éclairer à la lueur de son flambeau, elle les repousse
par le prestige de la vanité, ou bien par la manie inconcevable
de vouloir tout expliquer. Je m'étonne, sous ce rapport,
qu'il y ait des hommes assez prévenus d'eux-mêmes, pour
venir proclamer avec une ridicule assurance leur infailli-
bilité.

Du nombre de ceux qui ont fait abnégation de tout senti-
ment de convenance à cet égard, M. Bernadet se trouve le

premier sur les rangs : loin de moi l'idée de marcher sur les traces de ces hommes qui , à force de scandale , se font un front qui ne peut plus rougir ; qu'on ne s'attende pas , par conséquent , que j'empiète sur leur territoire , en ajoutant à leurs honteux détours , et à leurs fausses interprétations , un nouveau sujet de ridicule , qu'un homme qui estime ses semblables doit éviter avec soin ; aussi , me renfermant dans le cadre de la discussion , je ferai sentir les inconséquences ridicules , les incohérences sans nombre et les inconcevables contradictions qu'on remarque dans la *Réfutation* et dans l'énorme *Factum* de M. Bernadet , connu sous le nom de son *Dernier mot.*

Fidèle au plan que je me suis tracé , j'écarterai de la discussion tout ce qui lui sera étranger , bien convaincu que les interprétations injurieuses qu'on peut établir en pareille matière ne prouvent rien dans le fond.

D'ailleurs , persuadé que chacun peut avoir sa part de mérite dans le vaste domaine des connaissances humaines , et que la plus belle prérogative de l'homme de bien est celle d'accorder à un chacun ce qui lui est dû , nous accorderons aussi à M. Bernadet , malgré les erreurs de principe et de fait qu'on rencontre dans tous ses opuscules , la petite part de mérite qui lui a été dévolue , en nous imposant , néanmoins , le devoir , lorsque l'occasion se présentera , de lui faire sentir que la meilleure manière de se faire rendre justice n'est pas celle de forcer l'opinion ; mais bien d'attendre du temps ce que les circonstances ne peuvent pas nous accorder , quelques soient , d'ailleurs , les titres qu'on ait à l'indulgence publique.

Ce n'est donc pas par inimitié personnelle que j'ai combattu les argumens de M. Bernadet ; mais seulement pour le forcer à rentrer en lui-même , et lui faire sentir que , parmi ses honorables collègues, il n'en est aucun qui veuille subir le joug. C'est donc sans raison qu'il me reproche d'être intervenu entre lui et la commission ; car je lui demande, à mon tour, de quel droit il est intervenu entre la société de médecine et M. Guerette : certes, la société de médecine pouvait bien se passer de lui, et pour cause..... Eh bien ! c'est par des motifs, peut-être plus louables que les siens, que je suis intervenu à mon tour entre lui et la commission, avec la noble assurance de dire la vérité, et de démasquer les sophismes ridicules et les prétentions absurdes d'un homme plus ridicule encore.

C'est donc à tort que M. Bernadet se formalise de ce que j'ai cherché à le faire rentrer dans le cadre duquel il n'aurait dû jamais sortir : je l'ai fait dans son intérêt, pour lui éviter désormais le désagrément qu'il éprouvera toujours, s'il continue à persister dans le système offensif qu'il s'est formé. Maintenant que ma tâche est à peu près remplie, je vais rentrer en moi-même ; et si je suis obligé de donner encore quelques explications de ce genre, ce n'est pas pour convaincre l'écrivain en question, car le suffrage de M. Bernadet fait plus de mal que sa critique ; mais bien pour rassurer le lecteur sur les opinions que j'ai émises.

Une preuve évidente que M. Bernadet s'est trouvé piqué des vérités qu'il a méritées, c'est la manière peu convenante avec laquelle il s'est expliqué sur mon compte : ce n'est pas un reproche que je lui adresse, tant s'en faut ! Ma conduite présente et passée parle plus haut que ses déclamations ; et si je lui rappelle ses torts envers moi, c'est pour avoir occasion de lui dire que je suis fâché qu'il n'en ait pas dit davantage : bien convaincu qu'on ne répond pas à un adversaire qu'on méprise par de grosses injures, ordinairement on

ne s'abaisse pas jusques-là : l'opinion publique en fait justice ;
d'ailleurs, j'ai ouï-dire que la piqûre d'un insecte se guérissait
par l'abandon qu'on en fait ; ainsi, quels que soient, d'ailleurs,
les sentimens que je porte à M. Bernadet, je ne m'abaisserai
jamais à lui dire des grossièretés.

Une chose qui m'a frappé dans le *Factum* de M. Bernadet,
c'est que ce mauvais écrivain m'attribue les petitesses qui
lui sont communes ; il se figure me faire de la peine, en
annonçant que je suis l'auteur d'un mauvais ouvrage (1) : cela
est possible, j'avoue franchement que j'en ai fait un, deux,
même trois, sur des sujets différens, bons ou mauvais, et
cela pour remplir mes loisirs ; mais je ne vois pas quel rapport il y a entre un ouvrage publié il y a quelques années
et le *Sulfate de Quinine* de M. Guerette.

L'auteur de la *Réfutation* a, sans doute, oublié qu'il a fait
aussi une mauvaise analise des eaux de *Bourrassol* ; il se
figure aussi qu'on ignore qu'il a voulu dans le temps
s'approprier une autre analise, faite par un homme plus
recommandable, et qu'il reçut à cet égard un désapoin-
tement qui n'était pas aimable (2). D'après cela, il est très-
probable que, si j'ai eu des torts envers lui, ce n'est pas
pour avoir publié des ouvrages auxquels je n'ajoute aucune
importance ; mais bien pour lui avoir dit quelques vérités
sans ménagement.

Il est vrai qu'à cet égard j'ai eu tort, je le confesse de
bonne foi ; mais pourquoi s'y exposait-il ? Ce n'est pas que
je m'en répente ; au contraire, je suis prêt à recommencer

_____

(1) On pourrait répondre à la note controuvée que cite M. Bernadet à ce sujet, par un fait plus véridique qui le concerne, si de
pareilles vilenies étaient dignes d'être mentionnées.

(2) Voyez le *Bulletin de Pharmacie*, tom. 3, pag. 571.

tant qu'il fera de mauvaises *Réfutations*. Ce tort ne serait rien, s'il ne trouvait un autre sujet de reproche dans la qualification d'ex-pharmacien de tant de lieux. Il est vrai que j'ai été employé en qualité de pharmacien militaire à Jacca, à Erfurt, Leipsick, Freyberg, Dresde, Glogaw, Brunn, Olmutz, Presbourg, etc.; mais tout le monde sait aussi, à l'exception de M. Bernadet, qu'il ne dépendait pas de moi d'y rester, lorsque l'ennemi, d'heureuse mémoire, nous chassait de position en position, tambour battant, mèche allumée..... De tout cela qu'en est-il résulté ? Un meilleur état de choses; et, sous ce rapport, je ne me plains de rien : je ne vois pas non plus ce que cela prouve en faveur de la *Réfutation* de M. Bernadet, sur-tout lorsqu'on se rappelle qu'il a été pharmacien à l'hôpital Saint-Antoine, qui n'est autre chose qu'une succursale desservie par un élève non gradué, et plus tard à Castelsarrasin, où il n'a fait que paraître et disparaître.

Dirigé par des sentimens aussi peu louables, l'auteur du *Factum* qui nous occupe tâche de me nuire dans l'opinion, en me traitant de libelliste : pour moi, qui n'aime pas le contre-sens sur la métaphysique des mots, je serais curieux de savoir à quoi peut s'appliquer cette épithète : il en est de cela, sans doute, comme du mot *contrefacteur*, qualification que l'écrivain qui nous occupe m'avait donnée, au sujet du papier épispastique, dans un article du journal de Toulouse qu'il avait dirigé contre moi ; qualification que je n'avais pas méritée, puisqu'il a avoué lui-même, pag. 27 de son *Dernier mot*, que son secret était le secret de la comédie ; mais puisqu'il avoue que tout le monde connaît son secret, il a eu tort de me qualifier de contrefacteur ; de même, il a eu tort de s'en dire le compositeur ; et, cependant, il s'est affiché comme tel dans tous les carrefours de la ville : je ne vois pas comment on peut pousser l'inconséquence aussi loin.

J'avais dit que je ne voulais pas répondre aux niaiseries de M. Bernadet : si je me suis écarté de mon plan, pour donner quelques explications, j'en demande sincèrement pardon au lecteur, et je rentre une fois pour toutes dans la discussion.

Ma *Notice* a eu pour objet de démontrer, 1.º que les principes de M. Bernadet, émis pour prouver que les Quinquinas épuisés ne contiennent pas de *Quinine*, sont erronés et contradictoires ; 2.º que la solubilité de l'Acide quinique du Quinate de chaux et du Quinate acide de *Quinine*, qu'on doit considérer comme un fait, et non comme un principe, ne prouve pas l'absence de la *Quinine* dans les Quinquinas épuisés ; 3.º que M. Bernadet a mis en principe ce qui n'est qu'un fait ; 4.º que les décoctions aqueuses apportent aux principes constituans du Quinquina un changement d'état nuisible à l'extraction de la *Quinine* ; 5.º que l'extrait aqueux traité par la méthode ordinaire ne fournit qu'une matière visqueuse, et que le peu de *Quinine* qu'on y trouve ne constitue pas toute la *Quinine* des Quinquinas vierges, comme le prétend M. Bernadet ; 6.º que la découverte de M. Guerette est en harmonie avec tous les principes reçus ; 7.º enfin, que les Quinquinas épuisés par des décoctions contiennent de la *Quinine*.

Nous allons développer les propositions que j'ai établies, pour renforcer ce que nous avons dit dans notre *Notice*, et pour l'intelligence de ceux qui ne l'ont pas comprise.

Nous avons détruit dans notre *Notice* les principes fondamentaux de M. Bernadet, en démontrant que la solubilité de l'Acide quinique du Quinate de chaux ne détruit pas les opérations de M. Guerette : nous nous sommes étayés à cet égard de la méthode analitique ; il nous reste maintenant à établir cette vérité par le développement que nous donnerons aux propositions que nous avons établies.

En premier lieu, nous disons que la solubilité de l'Acide quinique et du Quinate de chaux est un fait constant ; mais avant que ce fait puisse devenir un principe fondamental (1), il faut prouver que la *Quinine* provient de l'Acide quinique libre et du Quinate de chaux ; car si ces deux substances persistent indéfiniment à l'état d'Acide quinique et de Quinate de chaux, il est clair que la solubilité aqueuse de ces deux substances ne prouve pas que les Quinquinas épuisés ont perdu toute la *Quinine*, puisque, une fois pour toutes, l'Acide quinique libre et le Quinate de chaux ne fournissent pas ce principe actif : or, M. Pelletier dit que l'extrait aqueux ne contient que très-peu de *Quinine* (Voyez le *Journal de Pharmacie*, n.° vi). Cependant les décoctions aqueuses enlèvent tout l'Acide quinique et le Quinate de chaux ; la *Quinine*, par conséquent, devrait se trouver en rapport avec la quantité d'Acide quinique et de Quinate de chaux que l'extrait aqueux renferme ; cependant cela n'arrive pas. Il est donc évident que le principe fondamental de la solubilité de ces deux substances, ayant pour objet de démontrer que les Quinquinas épuisés ne contiennent pas de *Quinine*, est erroné et contradictoire.

Nous savons, en outre, que l'Acide quinique, le Quinate de chaux et le Quinate acide de *Quinine*, présentent un degré de solubilité dans l'eau, lorsqu'on fait agir directement

---

(1) Voyez les pages 7 et 9 de sa première *Réfutation*.

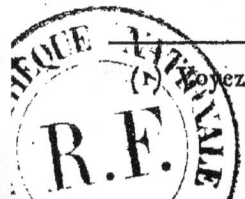

ce véhicule sur les principes constituáns dont nous venons de parler, après que leur isolement a été opéré par la méthode analitique ; néanmoins, malgré cette solubilité médiate, je ne crois pas qu'on puisse dire, ni prétendre, que l'eau bouillante, agissant directement sur les Quinquinas, puisse dissoudre les principes constituans, comme elle le ferait dans leur état d'isolement partiel, parce que nous savons, et l'auteur du pamphlet le dit aussi, que la matière gommeuse, le tanin et la matière colorante, unis aux autres principes constituans contenus dans l'écorce du Quinquina, forment autour de la *Quinine* une enveloppe qui s'oppose à son isolement, et que, par conséquent, il faut avoir recours à un moyen plus isolant. Il est donc évident que la solubilité médiate, je m'explique, de l'Acide quinique et du Quinate de chaux, que j'admets comme un fait, ne peut pas être considéré, néanmoins, comme un principe fondamental, et que, par conséquent, l'échafaudage de M. Bernadet tombe de son propre poids. Voilà cependant ce que M. Bernadet appelle le triomphe d'un enfant : certes, je ne m'attendais pas que M. Bernadet se prît pour un colosse, pour qu'il crût que je mettais une grande importance à lui prouver qu'il s'est trompé.

En second lieu, nous avons prouvé, dans notre *Notice*, que le prétendu principe de la solubilité du Quinate acide de *Quinine* est aussi erroné que le précédent. Voici comment l'écrivain qui nous occupe a posé la question, pag. 17 de sa *Réfutation* : « avec Vauquelin, Thenard, Pelletier et Caventon, » et, j'ose le dire, avec tous les hommes instruits dans la » science, nous avons invoqué le principe de la solubilité de » l'Acide quinique uni aux alcalis végétaux ; il faut détruire » et ruiner ce principe avant de faire triompher un système

» contraire par des expériences que nous contredisons for-
» mellement, parce qu'il est impossible que la *Quinine* puisse
» se trouver dans les Quinquinas épuisés par de fortes décoc-
» tions d'eau bouillante, et ne pas se trouver en entier dans
» le produit de la décoction ».

Si je ne me trompe, l'écrivain qui nous occupe a voulu
dire qu'il fallait, avant tout, détruire et ruiner son principe
de la solubilité du Quinate acide, pour pouvoir constater la
présence de la *Quinine* dans les Quinquinas épuisés. Nous
avons prouvé que ce principe était erroné, puisque l'extrait
aqueux ne nous avait fourni qu'une matière visqueuse, qui
n'est pas de Sulfate de *Quinine*. M. Pelletier est arrivé à
peu près au même résultat; il dit qu'il a été obligé de recourir
à un mode d'analise très-compliqué, pour retirer de l'extrait
aqueux quatorze grains de Sulfate de *Quinine*. Nous verrons
bientôt que la *Quinine* représentée par quatorze grains de
Sulfate n'est pas toute la *Quinine* des Quinquinas vierges,
comme le veut M. Bernadet; nous allons maintenant mettre
sous les yeux le mauvais détour qu'il prend pour se tirer de
ce mauvais pas (pag. 18 de son *Dernier mot*).

« Voici en raccourci ce que nous avons dit, afin qu'on
» puisse comparer le langage qu'on nous attribue : c'est M.
» Bernadet qui parle.

» Avec Pelletier et Caventon, nous reconnaissons que
» dans le Quinquina la *Quinine* est naturellement avec l'Acide
» quinique, dont la présence et les propriétés ont été cons-
» tatées par Vauquelin; en d'autres termes, nous pensons,
» comme tous les hommes instruits, que dans les Quinquinas
» la *Quinine* existe dans le Quinate acide ».

Je prie le lecteur de comparer ces deux paragraphes, et
de me dire ce qu'ils ont de commun entr'eux; pour moi je

ne vois dans celui-ci qu'une vérité consignée depuis long-temps dans le *Journal de Pharmacie* ; et, dans l'autre, une absurdité que j'ai combattue. Cependant M. Bernadet prétend que je ne sais pas lire ; mais je ne vois pas qu'il soit juge compétent en pareille matière.

Nous avons dit, dans la quatrième proposition, que les décoctions aqueuses apportent aux principes constituans du Quinquina un changement d'état nuisible à l'extraction de la *Quinine* ; j'ai voulu, par là, établir un fait qui résulte de toutes les expériences, puisque, encore un coup, l'extrait aqueux ne fournit que peu de *Quinine*, d'après M. Pelletier et autres, et que, d'ailleurs, nous savons, avec M. Bernadet lui-même, que la *Quinine* dans l'extrait aqueux est abritée par une enveloppe de matière gommeuse, qui s'oppose à son isolement.

Malgré que ce fait soit consigné dans la *Note* de M. Pelletier, l'écrivain qui nous occupe dit dans sa première *Réfutation*, pag. 25, *qu'il a obtenu de l'extrait aqueux toute la* Quinine, et en rapport pour les quantités avec celles qu'on obtient par la méthode analitique. Voici maintenant ce qu'il dit, pag. 9 de son *Dernier mot* : « j'ai été » obligé pour l'obtenir d'employer une minutieuse attention, » une application soutenue et une grande patience » : mots vagues, qu'il met en avant, pour prévenir d'avance qu'on ne doit pas s'étonner si personne ne l'obtient après lui....... Le pauvre homme !....

Je vais interrompre pour un moment la marche que je m'étais proposée de suivre, pour répondre à une objection de M. Bernadet : il m'a fait un crime de ce que j'avais avancé que les eaux de lavage et les eaux-mères contenaient du Sulfate de chaux ; il est très-possible qu'au lieu de Sulfate de chaux, on n'y trouve que de la chaux pure, comme le veut M. Bernadet. J'ai déjà dit une fois que j'avais jeté ce produit, par conséquent je n'ai pas eu le temps de l'examiner : maintenant j'admets que ce soit de la chaux ; donc, ce n'est pas la cristallisation soyeuse qu'il a obtenue, et qui ne s'était pas rencontrée dans le cours de mes opérations : il a donc eu tort de donner à comprendre que ce produit était le Sulfate de *Quinine* de M. Guerette.

L'opération fut répétée telle qu'elle a été décrite par M. Bernadet , puisqu'il est facile de voir , qu'à la méthode décolorante près, il y cherchait le Sulfate de *Quinine* , pour faire voir que M. Guerette avait confondu les produits ; c'est pourquoi je me suis contenté seulement de signaler l'opération , sans la décrire ; et, malgré que j'y eusse ajouté un peu d'Acide sulfurique, je ne crois pas, néanmoins, que tout le précipité fût du Sulfate de chaux, comme le prétend M. Bernadet ; parce que , dans cette hypothèse, il n'aurait pas été nécessaire d'évaporer pour le recueillir, en raison de son insolubilité. Voilà ce que M. Bernadet ignorait sans doute. J'ai déjà dit , et je le répète une fois pour toutes, que je ne veux plus répondre à des impérities de ce genre (voyez, pag. 21 de sa *Réfutation* , et la Note).

Nous allons reprendre le développement des propositions que nous avons établies, pour démontrer que M. Bernadet est non-seulement en contradiction avec tout le monde , mais encore avec tous les faits, et avec lui-même ; nous allons , par conséquent, placer ici les questions telles que M. Bernadet les a posées lui-même :

« Les Quinquinas épuisés sont absolument privés de prin- » cipes actifs , pag. 24 de sa *Réfutation* ;

» Que l'extrait mou contient toute la *Quinine* à l'état de
» *Quinate acide*, pag. 24 ;

» Que c'est dans cette masse (extrait-aqueux) qu'on doit
» aller puiser la *Quinine*, et que, traitée par la méthode
» ordinaire, elle a fourni du Sulfate de *Quinine* très-beau,
» et en rapport avec celle que nous énoncerons plus bas ».
(pag. 24).

Ici M. Bernadet ne fait pas du tout mention de la peine
qu'il a éprouvée à obtenir ce produit, comme il le dit,
pag. 9 de son *Dernier mot* ; il y a apparence qu'ayant
été désappointé par M. Pelletier, qui n'y a trouvé que de
la matière gommeuse, et très-peu de *Quinine*, il a voulu
user de ce subterfuge, pour se tirer d'embarras ; mais ce
qui est écrit est écrit !.....

Pour l'intelligence de ce que nous dirons plus tard, il
est utile de se rappeler que M. Guerette n'a eu d'autre motif
dans ses travaux, que d'utiliser, dans l'intérêt des hôpitaux
civils et militaires, les Quinquinas épuisés qu'on rejetait
comme inutiles : il a dit, à ce sujet, que les Quinquinas
épuisés contiennent *à peu près* autant de *Quinine* que les
Quinquinas vierges ; il me semble que ces mots *à peu près*
modifient singulièrement la question ; question que M. Bernadet a changée à son gré.

Peu satisfait de dénaturer la question, il dénature aussi
les phrases en entier ; nous en trouvons un exemple frap-
pant dans son *Factum* : il dit, pag. 8, que M. Guerette
a opéré sur les Quinquinas *épuisés par de longues et
fortes décoctions d'eau bouillante, totalement épuisés,
selon sa propre expression,* pag. 3 du *Mémoire* de M.
Guerette.

Il est essentiel d'observer qu'à la page 3 du *Mémoire*

dé M. Guérette, on ne trouve pas cette phrase ; il dit, seulement, qu'il a opéré sur les Quinquinas épuisés *pour les
pansémens*, et pas autre chose ; ce qui change la question ;
question que M. Bernadet n'a pas comprise : cependant on
dit, non-seulement qu'il sait lire mieux qu'un autre ; mais
encore qu'il sait écrire avec une élégance peu commune et
une exactitude remarquable.

Comme les fausses interprétations ne coûtent rien à M.
Bernadet, pourvu qu'il parvienne à son but, il a aussi
le soin de tronquer les périodes, pour former du débris
de plusieurs phrases un tout qui n'a pas le sens commun :
on peut en voir un exemple dans le galimatias qu'il m'attribue à la page 26 de son *Dernier mot*; galimatias que
je ne chercherai pas à débrouiller, parce que je n'aime
pas à répondre à des platitudes de ce genre.

Cependant je crois qu'il est nécessaire de donner une
explication à ce sujet : dans le cours de ma Notice j'ai été
obligé d'employer quelques périphrases, pour me dispenser
de répéter à chaque instant le mot *Quinine* : tout le monde
sait que le Sulfate de *Quinine* se compose de *Quinine* et
d'Acide sulfurique, et que, par conséquent, la *Quinine
est la matière propre à former son Sulfate* ; M. Bernadet,
dont la sagacité est connue, a tiré parti de cette expression,
et l'a présentée comme un principe qui doit servir de base
à mon nouveau système : d'abord, je n'entends pas ce que
M. Bernadet veut dire par mon nouveau système ; je ne
vois pas, non plus, comment on peut former un système
sur des principes, à moins que l'écrivain qui nous occupe
ait confondu les principes avec les faits, la doctrine avec
le système, et le système avec la théorie, ce qui serait
possible ; ou bien, qu'il ait voulu faire le plaisant,.... ce

qui serait encore probable. Je crains que cette plaisanterie
ne lui retombe sur le dos , parce qu'elle nous donne la
mesure de son immense talent et de son petit savoir-faire.

Nous avons dit plus haut que M. Bernadet avait nié l'exis-
tence de la *Quinine* dans les Quinquinas épuisés ; cependant
ses propres expériences prouvent qu'il en a obtenu : j'ai eu
donc raison de dire qu'il était en contradiction avec lui-
même , et qu'il fallait , par conséquent , à l'aide des expériences, détruire un travail fondé sur des expériences.

M. Pelletier dit dans le *Journal de Pharmacie* , n.º vi ,
pag. 251 , que M. Guerette « pensa , avec raison , que les
Quinquinas épuisés par la méthode ordinaire pouvaient
encore donner du Sulfate de *Quinine* ». Il paraît , d'après
cela , que la découverte de M. Guerette est en harmonie avec
les principes de M. Pelletier , d'une part , parce qu'il le dit
lui-même , et , de l'autre , parce qu'elle est fondée sur la
méthode analitique-rationnelle , et sur le peu de *Quinine*
qu'on trouve dans l'extrait aqueux : voyons maintenant comment M. Bernadet se tire de là. Il dit , pag. 30 de son
Dernier mot pour rire , qu'il n'est pas tout-à-fait d'accord
avec M. Pelletier ; « que celui-ci abandonnera l'idée du
Sous-Quinate acide , peu soluble , et que c'est par molle com-
plaisance qu'il n'a pas porté les conséquences aussi loin que
lui Bernadet » ; de manière que moi , Xavier Dujac , dont
les opinions ne ressemblent à rien , je me trouve de l'avis
de tout le monde ; tandis que M. Bernadet, dont les opinions
sont si généralement étendues , ne se trouve, par une contradiction singulière , de l'avis de personne , pas même de
celui de M. Pelletier , dont il se vante , néanmoins , de
suivre les principes , malgré qu'il ne partage pas ses idées
sur la présence du Sous-Quinate acide dans les Quinquinas
épuisés : quelle inconséquence !....

M. Bernadet, dirigé par la manie des principes, prétend, comme nous l'avons vu plus haut, que l'extrait aqueux contient toute la *Quinine*; cependant M. Pelletier n'a obtenu que quatorze grains de Sulfate, à l'aide d'une méthode analitique très-compliquée : il me semble que la quantité de *Quinine* représentée par quatorze grains de sulfate ne constitue pas toute la *Quinine* des Quinquinas vierges, que M. Bernadet prétend avoir retirée de l'extrait aqueux ; de manière que ce pauvre homme dit, d'abord, que la *Quinine* n'existe pas dans les Quinquinas épuisés, là où M. Pelletier l'admet en principe, et où d'autres l'ont trouvée après lui ; il dit, ensuite, qu'il l'a trouvée toute entière dans l'extrait aqueux, là où MM. Pelletier, Guerette, Magnes-Lahens, Ricard-Duprat, Tarbés et Xavier Dujac, en ont trouvé peu, ou point (1). J'ai eu donc raison de dire que le prétendu Sulfate de *Quinine* obtenu par M. Bernadet devait être soumis à un sévère examen, avant d'en faire un sujet d'industrie. Ce conseil était de pure bienveillance ; il aurait dû m'en remercier, et m'épargner la peine de lui prouver que je ne suis pas jaloux de sa réputation, ni envieux de son immense savoir ; il m'aurait, par là, évité le désagrément de lui dire que les prétentions qu'il a manifesté dans son Ouvrage, ramenées à leur plus simple expression, se réduisent au squelette hideux de son amour-propre humilié.

(1) J'ai répété l'expérience de M. Pelletier, en employant la méthode analitique qu'il a suivie ; tous les produits se sont présentés successivement de la même manière que celle qu'il a mentionnée dans sa note dernière, à l'exception de la cristallisation indiquée ; je me dispose de renouveler la même expérience, pour connaître la cause qui m'a induit en erreur : dans tous les cas, il paraît que M. Bernadet n'a réalisé aucune expérience.

Ainsi, tout considéré, on voit que le but de ma *Notice*, en examinant la *Réfutation* de M. Bernadet, a été celui de démontrer que les principes qu'il a émis, pour prouver que les Quinquinas épuisés ne contiennent pas de *Quinine*, sont erronés; de démontrer que la découverte de M. Guerette est en harmonie avec la méthode analitique et les principes de M. Pelletier; de constater que l'extrait aqueux ne fournit qu'un produit imparfait, c'est-à-dire, un produit qui n'est pas de Sulfate de *Quinine*; enfin, que le peu de *Quinine* qu'on obtient de l'extrait aqueux ne représente pas toute celle qu'on trouve dans les Quinquinas vierges, traités par la méthode analitique. Je demande maintenant à M. Bernadet si j'ai rempli mon but; et, si mon but est rempli, qu'a-t-il à répondre ?.... de grosses injures : oh! pour cela je lui donne gagné, car je ne réponds jamais aux argumens de ce genre que par cet adage ancien : *tu te fâches ? donc tu as tort....*

Au reste, que M. Bernadet ait tort ou raison, son but est rempli; il a voulu joindre au scandale d'une stupide méchanceté les sarcasmes de quelqu'un qui se méconnaît; mais un homme qui respecte le public, au point de se soumettre à ses décisions, ne se présente jamais à son tribunal avec fracas; il ne cherche point sa vogue dans le scandale, il attend, au contraire, qu'elle se manifeste à la suite d'une conduite éclairée.

Que M. Bernadet ait du mérite, cela est possible; j'aime à lui rendre justice sur ce point, malgré que je ne l'estime pas assez pour lui dire des injures; mais qu'il pousse la prétention au point de s'en faire accroire à l'aide d'un écrit verbeux, qu'on prendrait plutôt pour l'œuvre d'un balayeur de parquet que d'un homme éclairé ;... c'est trop fort en conscience !....

Ce n'est donc pas du mépris que M. Bernadet m'inspire, c'est de la pitié ; pitié bien raisonnable, et qui vaut bien moins que le mépris qu'il m'a voué, et qu'il a manifesté dans ses écrits.

Que M. Bernadet soit un grand homme, et que je ne sois qu'un petit garçon, peu m'importe !.... Je n'ai pas la prétention de sortir de ma sphère ; néanmoins, malgré que je le regarde comme un galant homme et d'une intégrité que je me plais à reconnaître, il ne m'empêchera pas de dire, néanmoins, que je le tiens pour un mauvais écrivain, et, sur-tout, pour un très-mauvais logicien.... Voilà où se borne ma vengeance..... Ainsi, en attendant que le hasard nous replace dans l'arène, je lui donne le conseil d'abjurer les prétentions qu'il a manifesté jusqu'à présent, s'il ne veut s'exposer à réaliser de nouveau le portrait de l'orgueilleux qui s'enfle, et qui crève.

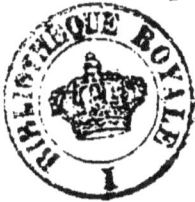

XAVIER DUJAC.

www.ingramcontent.com/pod-product-compliance
Lightning Source LLC
Chambersburg PA
CBHW060536200326
41520CB00017B/5265